ine Clínicas de Borda

COLEÇÃO:
1. PsiMaré (Rio de Janeiro/RJ)
2. MOVE: Movimentos Migratórios e Psicologia (Curitiba/PR)
3. ClínicAberta de Psicanálise de Santos (Santos/SP)
4. Falatrans (Juiz de Fora, UFJF/MG)
5. Ocupação Psicanalítica (Belo Horizonte/MG; Rio de Janeir/RJ; Vitória/ES; Santo Antônio de Jesus/BA)
6. Estação Psicanálise (Campinas/SP)
7. Coletivo Margem Psicanálise (Fortaleza/CE)
8. Intervenção Psicanalítica Clínico - Política às demandas da População LGBT (Rio de Janeiro/RJ)
9. Rede Sur (São Paulo/ SP)
10. Roda de escuta/grupos flutuantes LGBTQI+ (Aracajú/SE)
11. Clínica Periférica de Psicanálise (São Paulo/SP)
12. Clínica do Cuidado (Altamira/PA; São Paulo/SP)
13. Coletivo Psicanálise e Política e Cotidiano Refugiado (Rio de Janeiro/RJ)
14. **Projeto Gradiva (Porto Alegre/RS)**
15. Museu das Memórias (In)Possíveis (Porto Alegre/RS)
16. Psicanálise na Rua (Cuiabá/MT)
17. Coletivo Testemunho e Ação/SIG (Porto Alegre/RS)
18. Margens Clínicas (São Paulo/SP)
19. Psicanálise na Praça Roosevelt (São Paulo/SP)
20. Psicanálise no Jacarezinho (Rio de Janeiro/RJ)
21. Mutabis (São Paulo/SP)
22. Clínica Aberta Casa do Povo (São Paulo/SP)

PROJETO GRADIVA

O Projeto Gradiva - Atendimento clínico psicanalítico a mulheres em situação de violência, que se instituiu em maio de 2022 como Associação, é um projeto social composto por mulheres psicanalistas que se propõem a escutar todas aquelas que se identificam como mulheres e que estejam em sofrimento psíquico decorrente de violências de gênero, e que além disso, por condição socioeconômica, não têm acesso a tratamentos na esfera privada, de modo que os atendimentos são prioritariamente gratuitos.

O projeto surgiu em 2019, a partir do interesse e do desejo de algumas colegas que estudavam o feminino no grupo temático "A clínica do feminino: o mal-estar na feminilidade", o qual fazia parte do quadro de ensino da Associação Psicanalítica de Porto Alegre (APPOA) desde 2011. Dessa forma, o trabalho teve seu início em setembro de 2019, com o grupo terapêutico de palavra, que se propunha a construir um espaço de narrativas das histórias das mulheres participantes e criar uma rede de apoio fortalecida entre elas. Usávamos poemas e imagens como disparadores, para que a palavra circulasse entre as mulheres. Estar em um grupo terapêutico possibilitava que histórias de dor, de sofrimento e de aprisionamento a relacionamentos abusivos pudessem ser colocadas em palavras, na medida em que eram compartilhadas e escutadas pelas participantes do grupo e pelas psicanalistas que o coordenavam.

Com o início da pandemia, foi necessário suspender os grupos terapêuticos de palavra e os atendimentos individuais passaram a ser de forma on-line. As mulheres buscaram atendimento espontaneamente, por meio de nossas redes sociais, e por meio do encaminhamento de vários espaços da cidade, como a Delegacia da Mulher, a Clínica Feminista da UFRGS, o Ministério Público, o Revira Saúde – o SUS ao alcance de todos. A partir de 2022, foi possível trabalhar de forma híbrida, retomando os grupos terapêuticos de palavra presenciais e os atendimentos individuais presenciais, bem como criar o grupo de formação de leitoras, que tem por objetivo contribuir para o desenvolvimento do prazer da leitura do texto literário.

Entre 2020 e 2022, nossa equipe permanente triplicou e, atualmente, conta com 18 psicanalistas, e mais quatro colegas psicanalistas da equipe de apoio. Também contamos com uma equipe de apoio interdisciplinar, composta atualmente por duas advogadas, um advogado, uma socióloga, uma assistente social, uma ginecologista, um psiquiatra, um psicoterapeuta, e uma professora de história e de inglês. Com o aumento da equipe permanente, foi possível ampliar o atendimento aos filhos e filhas das pacientes, devido ao nosso entendimento de que essas crianças e adolescentes também estão expostas ao trauma da violência sofrida por suas mães.

No momento, 50 mulheres estão em atendimento no Projeto. Seguiremos trabalhando para que elas possam avançar!

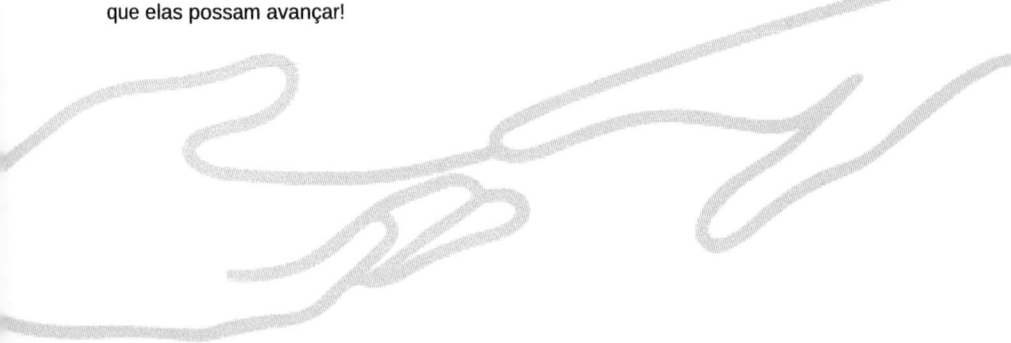

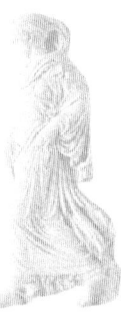 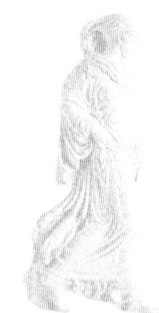

A inspiração para o nome do projeto vem do texto freudiano "Delírios e sonhos na Gradiva de Jensen", de grande importância na história da Psicanálise bem como na relação desta com a cultura e a literatura. Gradiva é uma personagem literária emblemática do feminino para a psicanálise, sobretudo pelo significado do nome em língua romana, que é "a que avança", "a que segue em frente". Para além da mulher psicanalista e da mulher que vem buscar análise, desejamos que essas mulheres possam seguir adiante em suas vidas. Possam amar e trabalhar, que é o objetivo maior de toda análise.

- A mulher é uma construção, poema de Angélica Freitas -

a mulher é uma construção
deve ser
a mulher basicamente é pra ser
um conjunto habitacional
tudo igual
tudo rebocado
só muda a cor
particularmente sou uma mulher
de tijolos à vista
nas reuniões sociais tendo a ser
a mais mal vestida
digo que sou jornalista
(a mulher é uma construção
com buracos demais
vaza
a revista nova é o ministério
dos assuntos cloacais
perdão
não se fala em merda na revista nova)
você é mulher
e se de repente acorda binária e azul
e passa o dia ligando e desligando a luz?
(você gosta de ser brasileira?
de se chamar virginia woolf ?)
a mulher é uma construção
maquiagem é camuflagem
toda mulher tem um amigo gay
como é bom ter amigos
todos os amigos têm um amigo gay
que tem uma mulher
que o chama de fred astaire
neste ponto, já é tarde
as psicólogas do café freud
se olham e sorriem
nada vai mudar —
nada nunca vai mudar —
a mulher é uma construção

Um útero é do tamanho de um punho (Cosac Naify, 2013). |

Esse foi o primeiro poema que trabalhamos no primeiro grupo terapêutico de palavras.

A Psicanálise nas bordas da pólis

Freud em 1917, na Conferência XVIII, refere-se ao terceiro golpe narcísico à humanidade quando nos diz não ser o homem, em sua consciência, o protagonista da história, posto que não seria senhor de si mesmo em sua própria casa. Ao dar, então, esta prerrogativa ao inconsciente como instância mais determinante de suas ações, do que o consciente, a razão, lança todos nós para as bordas e golpeia o narcisismo humano em sua megalomania de crer ser o centro e estar no centro de tudo.

Hoje, em meio ao caos político e social que vivemos, nós, psicanalistas, nos voltamos para as bordas, pois lá encontramos além das dores do mundo – material de nosso fazer analítico –, algumas possibilidades de transformação, de bordeamento, de dar contornos que possibilitem um estar no mundo mais justo aos que habitam as margens da pólis.

É pelo trânsito nas bordas, na periferia, que podemos alcançar a subjetividade de nosso tempo, olhando e analisando os altos índices de violência, de falta de condições mínimas de sobrevivência, de desemprego, falta de moradia e fome. Nosso fazer pode, então, dirigir-se àqueles que precisam traçar estratégias para sair deste ciclo de fome, de pobreza e de violência extrema, que coloca a todos nós em situação desumana, fora do processo civilizatório.

Nesta direção, de bordeamento psíquico, de resgate de características civilizatórias mais justas, surge o Projeto Gradiva. Nosso espaço fica dentro da Associação Cultural Vila Flores, em Porto Alegre, local que se situa entre as bordas e o centro da cidade.

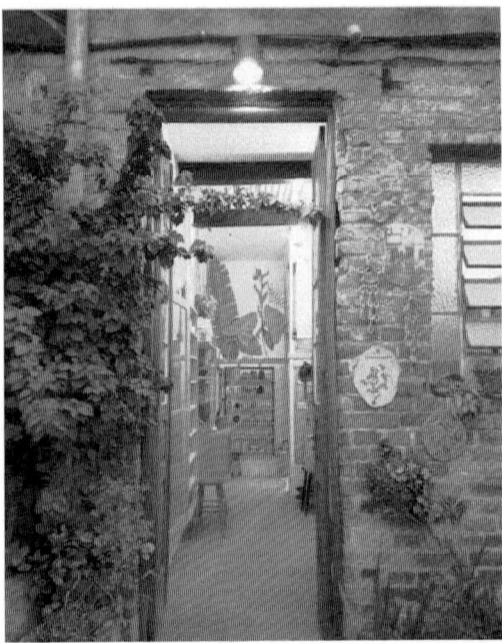

Vila Flores - Foto de Sofia Perseu

" Eu não tinha lugar."

"Agora vou olhar para mim."

Clínica pública

"É possível prever que, mais cedo ou mais tarde, a consciência da sociedade despertará, e lembrar-se-á de que o pobre deve ter tanto direito à assistência para sua mente quanto dispõe agora do auxílio oferecido pela cirurgia a fim de salvar a sua vida [...] Então, serão criadas instituições e clínicas ambulatoriais, para as quais serão designados médicos analiticamente preparados. Tais tratamentos serão gratuitos".

Essa é uma citação do discurso de Freud, proferido em 1918, no V Congresso Psicanalítico Internacional, em Budapeste, em favor de uma psicanálise gratuita na cidade. Sabemos, pelo livro As clínicas públicas de Freud, que o sucesso daquele discurso permitiu a criação de mais de uma dúzia de policlínicas nas grandes capitais da Europa, naquela época.

Atualmente, em nossa experiência clínica no Projeto Gradiva, nos deparamos com o que chamamos de "espiral da violência", fenômeno que as mulheres que buscam nossa escuta trazem na tessitura de sua dor psíquica. Nessa espiral, encontram-se a violência econômica da desigualdade social que o capitalismo e o neoliberalismo produzem e, para muitas delas, a violência racial, às quais se acrescentam, para todas, a violência de gênero que, de fato, não deixa de ser um corolário das duas primeiras, que reafirmam e sustentam uma lógica colonialista, patriarcal, escravagista e misógina.

Assim se recorta a importância de que o Projeto Gradiva tenha, na estrutura de sua proposta ética, a disposição da gratuidade prioritária para a tomada em tratamento das analisandas que chegam até nossa clínica. Com isso, entendemos fazer valer a ideia freudiana segundo a qual o dinheiro não deve ser um impedimento para que alguém possa ter acesso ao tratamento psicanalítico. Também não nos afastamos dos pressupostos éticos de Lacan, a quem nada escapou da articulação entre o político e o inconsciente. De sorte que, se nossa intervenção clínica se propõe a ter efeitos no laço social, ela não pode prescindir de recolocar a questão quanto à função do dinheiro no contrato analítico. Como subverter a lógica de mercado neoliberal, na qual estamos todas mergulhadas, para poder escutar sujeitos femininos que buscam nossa ajuda para saírem da catástrofe subjetiva na qual a espiral da violência as fez submergir?

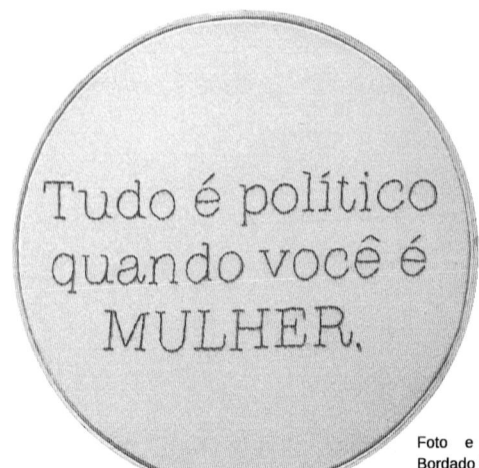

Foto e arte: Bruna Antunes
Bordado Empoderado
www.bordadoempoderado.com.br

Psicanálise, o feminino e o subversivo

A psicanálise, desde sua origem, opera como espaço subversivo e transformador. Além disso, é possível vincular o seu surgimento com o lugar do feminino na sociedade e o mal-estar proveniente dele.

As mulheres sempre ocuparam, dentro da psicanálise, o lugar de quem revela a castração do mestre e o furo no saber da ciência - o território da falta. Importante ressaltar que a referência ao feminino não se cola, necessariamente, ao corpo da mulher, apesar de a visão dos órgãos genitais femininos causar grande e desconcertante impacto, facilmente deslizando ao horror. Na ausência do falo no corpo, a mulher se encontra sendo a que "não tem", denunciando a finitude e a incompletude humanas, que atravessa a todos.

Podemos entender, dessa forma, a constante situação da mulher e dos corpos feminilizados na mira da violência, o que acaba sendo diretamente reforçado pela lógica do capitalismo tardio em que "ninguém é sem ter". Na sociedade atual, as mulheres "sendo as que não têm, e as que denunciam a falta, vão ser uma espécie de objeto em estado puro, a ser consumido, batido, abatido ou jogado fora, já que elas representam uma humanidade intolerável, à qual ninguém escapa". (SEI; PEREIRA, 2020).

Por isso apostamos na escuta do feminino, na tentativa de imaginar desfechos míticos onde a cabeça que jaz decapitada não mais seja a da mulher, mas sim a da cultura fálica capitalista e patriarcal, como na estátua de Luciano Garbati. Indo, dessa forma, ao encontro de Camargo (2021, p. 201), que propõe: "no cerne da psicanálise, o feminino. Este, afeito a sub-versões".

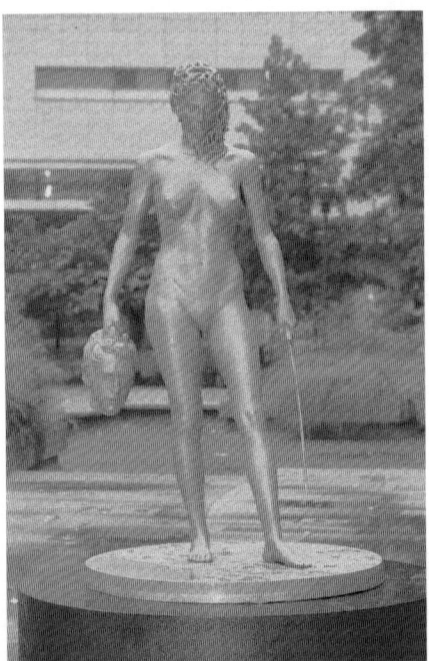

Medusa con la cabeza de Perseo, 2020, Luciano Garbati

Rotina e cotidiano

Nosso fazer cotidiano é imenso, mesmo parecendo, às vezes, uma gota no oceano. Afinal, o que um grupo de 18 psicanalistas pode fazer em relação à questão com a qual nos implicamos, ou seja, a violência de gênero? Como barrar essa violência tão enraizada em nossa cultura patriarcal e neoliberal? Tecemos nosso cotidiano de trabalho apostando na escuta como um ato clínico, mas também político. A cada mulher escutada, quantos movimentos serão possíveis, quantas outras mulheres e meninas serão atingidas? Apostamos no valor da palavra e sabemos que, através dela, muitas podem seguir adiante e esperançar caminhos menos doloridos para suas filhas, e para as filhas de suas filhas.

Por isso, iniciamos nosso trabalho, tendo como núcleo principal, a escuta clínica psicanalítica de mulheres em situação de violência e esse segue sendo o coração do Gradiva. Esse trabalho foi nos conectando com outros coletivos da cidade, que se ocupavam da mesma temática, criando uma rede de ação e de apoio mútuo. Isso nos deu a dimensão da relevância de ampliar essa conversa para maior alcance e visibilidade, por se tratar de um tema tão urgente e fundamental. Assim, o Projeto foi se alargando, para dentro e para fora, o dentro-fora, como numa fita de Moebius. Para dentro, criando grupos de estudos, que nos ajudam a sustentar nossa prática e nossa abertura para conversar sobre o tema com a cidade.

Nesse sentido, organizamos espaços de estudos clínicos nos quais nos debruçamos sobre temas cruciais para nossa prática: Um grupo de "Estudos de clínica diferencial", no qual estudamos as diferentes estruturas psíquicas, confrontando a teoria psicanalítica com a nossa experiência; um segundo grupo no qual estudamos "A dimensão clínica dos grupos terapêuticos", onde pesquisamos sobre as patologias do laço social e seus efeitos no mal-estar da cultura e no mal-estar da feminilidade, para refletirmos sobre a incidência deste mal-estar nos sujeitos-mulheres que escutamos em grupo; um terceiro grupo de estudos no qual estudamos o que seria ir "Em direção a uma psicanálise emancipada", uma retomada da psicanálise com a subversão que está na sua essência e na sua história. Além destes três espaços de estudo, estamos organizando um "Foro permanente de discussão e reflexão sobre as masculinidades", com o qual pretendemos manter aberto o debate sobre a gênese da violência contra a mulher. Temos também reuniões semanais para discussão de casos clínicos e organização do trabalho, bem como espaços de supervisão. Cabe ressaltar que uma de nossas reuniões clínicas é consagrada ao estudo da branquitude das psicanalistas da equipe na escuta de mulheres negras, para refletirmos sobre a incidência da questão racial na transferência e na resistência, esses dois fenômenos psíquicos cruciais na nossa clínica.

Além disso, promovemos, para mulheres atendidas pelo Projeto e para mulheres em situação de violência que desejem deles participar, os "Grupos terapêuticos da palavra", o grupo de estudos de língua estrangeira (inglês) e o grupo de formação de leitoras. Para fora do Projeto, levando a discussão da temática para o espaço público, organizamos, de junho de 2021 a julho de 2023, seis Rodas de Conversa em parceria a APPOA- Associação Psicanalítica de Porto Alegre e Instituto APPOA, além de lives, saraus, conversas em Institutos de Ensino e com outros coletivos da cidade que nos procuram.

Buscamos, no Projeto Gradiva, refletir sobre a atual posição subjetiva da mulher e do feminino, visando intervir no sintoma social da violência de gênero, e trabalhamos para que cada mulher busque ocupar seu lugar no espaço social, em coerência com a ética do seu desejo, sem ceder de sua posição feminina.

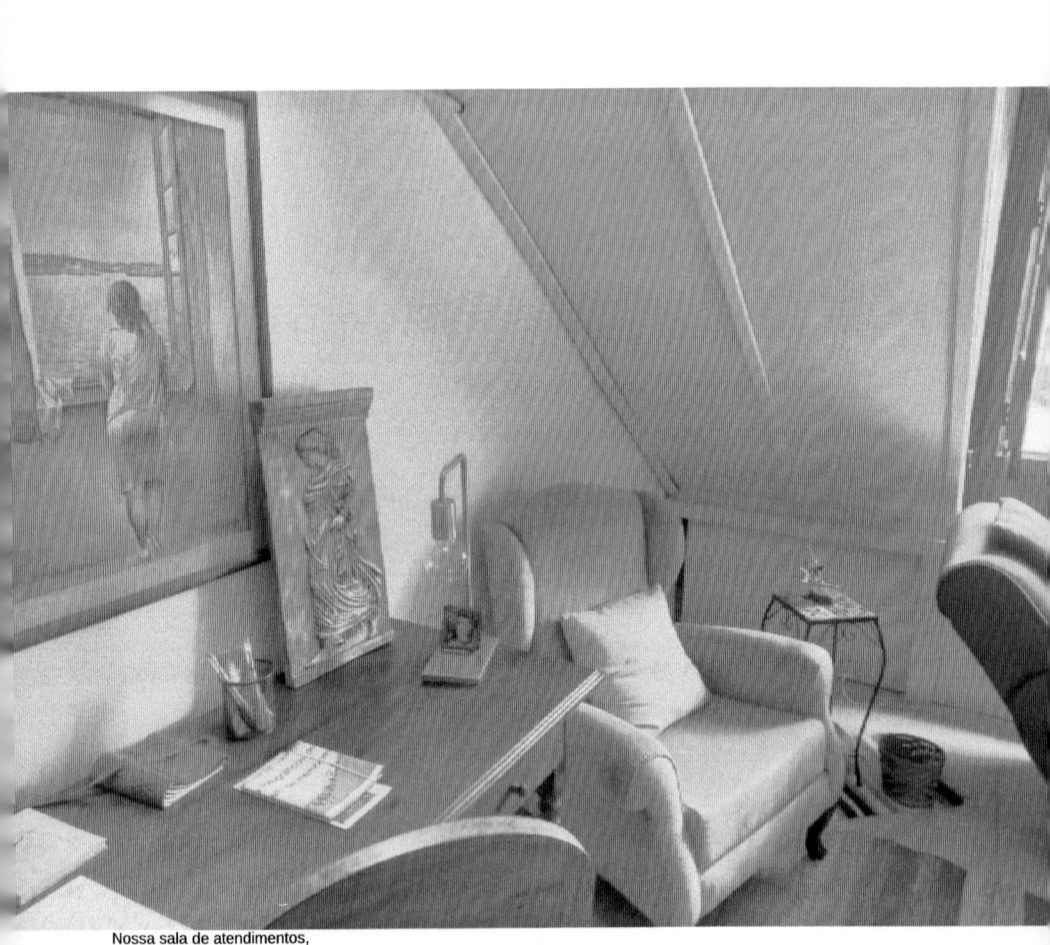

Nossa sala de atendimentos, localizada na Associação Cultural Vila Flores

"Eu sinto como se houvesse panos enfiados na minha garganta e no meu útero."

Nossos olhos - Lilian Rocha

um grito ecoa na noite
milhares de vozes
silenciadas
um tiro, dois tiros... seis tiros
um soco no estômago
um vômito que vem com raiva
com medo, com desesperança.
mais uma de nós abatida
feito caça,
feito bicho.
nossos olhos
estão cheios d'água
o nosso espelho
foi estilhaçado
as vozes presas
no desespero
da verdade nua e crua
se dão conta
que a carne mais barata
continua sendo a da mulher
negra, periférica, lésbica, militante.
chega de barbárie!
nossos olhos estão cheios de sangue.
que a seiva
do pulsar da Vida
multiplique Marielles em todos os cantos
a mão erguida é só o começo
da batalha
que será vencida!

A clínica e seus efeitos

Vivemos em um país no qual a cada oito minutos uma mulher é estuprada, a maioria delas tendo menos de treze anos de idade. Além disso, segundo o Anuário Brasileiro de Segurança Pública (2021), o Brasil está em 5º lugar no ranking mundial de feminicídios, de modo que aproximadamente três feminicídios são registrados por dia. Essa terrível realidade desvela a assustadora misoginia existente em nosso país, em que o discurso patriarcal machista e racista domina, normalizando violências e formas de poder.

Nossa experiência tem nos confrontado, com muita frequência, com os efeitos destruidores da violência sexual, bem como com aqueles produzidos pelo abuso intrafamiliar, essa outra forma de violência sexual. E, se da primeira dessas violências muito pouco se fala, o silêncio em relação à segunda é ainda maior. A situação de violência à qual as mulheres que buscam nossa escuta estão ou estiveram submetidas, raramente não é precedida, em suas histórias, por uma dessas duas formas de violência, e muitas vezes pelas duas, em uma espécie de espiral de destruição.

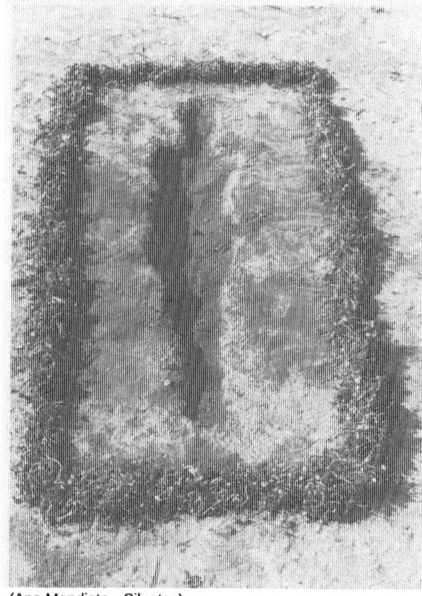

(Ana Mendieta - Siluetas)

A escuta em um projeto social lança luz para a complexidade presente na violência de gênero, que é intensificada inevitavelmente quando acomete mulheres que são, também, discriminadas por raça e classe. Trata-se de um sintoma social, que condensa vários outros, como a violência racial e a violência da desigualdade social. Nesse sentido, percebemos uma sobreposição de violências, que vêm sendo tratadas com indiferença e com mutismo por vários setores do poder público e pela sociedade.

Escutar mulheres que há muito tempo falam, mas que não apenas são ignoradas como também são silenciadas, é resistir ao sistema patriarcal, que atua na perpetuação da violência de gênero. Nosso empenho em escutá-las está em legitimar sua palavra, reconhecendo-as como sujeitos de um discurso e possibilitando um espaço de fala àquelas que não têm condições financeiras de sustentar um tratamento particular. Consequentemente, pretendemos abrir-lhes a possibilidade de subverterem a lógica dominante, que as inscreve no contexto da exclusão. Nossa aposta é que, por meio da retomada da palavra, o modo como cada uma dessas mulheres se posiciona diante desse contexto seja transformada. Dessa forma, o efeito psicanalítico possibilita que elas consigam situar-se socialmente como sujeitos de um desejo, criando estratégias de sobrevivência para que o novo possa advir.

"Se falo é porque sou testemunha dos efeitos do patriarcado em nós. Não há feminista solitária, andamos sempre em bando, pois precisamos umas das outras para criar o que ainda não foi pronunciável"
(Diniz & Gebara, 2022, p.245).

O trabalho clínico com mulheres em situação de violência traz complexidades e especificidades próprias. Por sermos um grupo composto predominantemente por psicanalistas mulheres, frequentemente nos deparamos com o fato de que não estamos tão distantes assim de nossas pacientes, apesar do recorte econômico do Projeto. Embora majoritariamente brancas e de classe média, dentre outros privilégios, fica claro para nós que o ser mulher já se desdobra como fator de risco em um país como o Brasil. Escutar as violências narradas por essas analisandas é, muitas vezes, revisitar a própria história. Apesar do desafio que isso comporta, o ser mulher também nos convoca, pois entendemos que nada a fazer a respeito também é uma forma de reproduzir as violências de gênero. Porém, como intervir quando nosso trabalho parece tão pouco frente a histórias tão trágicas?

A escuta pode parecer insuficiente frente à fome, à miséria e ao descaso das instituições que deveriam proteger. Escutamos relatos de pobreza intensa, de falta de direitos básicos e de abandono. Escutamos negligência médica, policial, da justiça e do Estado. Escutamos mulheres que são violentadas, revitimizadas e culpabilizadas. Mulheres, inclusive, que recorrem à polícia durante uma agressão e são levadas à delegacia para prestar esclarecimentos como suspeitas, mesmo agredidas, visivelmente machucadas e psiquicamente desamparadas.

A pandemia tornou esse trabalho ainda mais complexo. Com o novo formato virtual de atendimento, vivenciamos as camadas da situação violenta dessas mulheres de forma muito crua. As estatísticas demonstram que, dentre os registros de violência contra a mulher, 48,8% se configuram como violência doméstica, ou seja, muitas pacientes foram confinadas com o agressor, o que transformou a possibilidade de ser escutada por alguém de sua casa durante a sessão de análise em risco de morte ou repetição da violência. Isso apareceu, por exemplo, em um atendimento em que houve a interrupção da sessão pelo marido da analisanda, enfurecido com a cena, o que precisou ser manejado pela analista que a escutava.

Porém, também acompanhamos deslocamentos do que antes era repetição e deslizamentos discursivos. Muitas mulheres têm podido, a partir de seu espaço de análise, transformar suas vidas para além da violência. É isso que também nos faz - nós, psicanalistas do Gradiva - avançar no nosso trabalho, com o fôlego necessário.

quando tudo foi fim
ainda assim
eu fui palavra
e por isso
não morri
- Ryane Leão -

Escutar essas mulheres transforma nossas próprias vidas e escutas. Tece nosso fazer clínico, mas também nos inunda, para além dele, com a potência do feminino, com sua abertura a uma outra posição no laço social, buscando fazer furo no mal-estar contemporâneo. As analisandas do Gradiva nos inspiram a seguir em frente em nossas próprias narrativas, resgatando nossa potência como mulheres psicanalistas na luta contra o patriarcado neoliberal, a misoginia, o racismo e a desigualdade. Tais são os princípios que norteiam nossa prática, a prática da psicanálise que nos convoca: uma psicanálise feminista e decolonial.

Territórios do feminino: redes de subversão

O desejo fundador do nosso trabalho se dirige a mulheres que tem seus corpos marcados por várias formas de violência, todas sustentadas pela tríade raça, classe e sexo. São mulheres empurradas com força para um não-lugar, o lugar do silêncio, da inexistência, do qual as mãos que as empurram também servem de fortaleza para que elas ali permaneçam. Nossa ousadia é a de subverter esta situação impregnada pelo Real da morbidez do silenciamento e do esquecimento.

"Fiquei pasma comigo. Primeira vez que me vi em um lugar lindo, uma sala com você ali, só para escutar eu falar da minha pessoa!"

Trabalhamos para que nossa escuta seja uma rede de mãos através da qual elas possam retomar sua escalada para emergirem como sujeitos de suas vidas. A partir dessa emergência, uma nova caminhada inicia, em direção a um lugar, um território no qual elas conseguem ser mulheres que lutam por si e por seu legítimo direito a afeto e pertencimento, em uma sociedade que as ignora, que as coisifica e que rechaça o feminino.

"Quando saí da consulta, quase não acreditei, quando me sentei lá no pátio e o rapaz perguntou meu nome e se eu queria um café. Eu, que nunca entrei num café nem pra saber o quanto custava, pois essa gente olha feio pra pessoas pobres como eu. Este lugar parece um sonho, parecia um sonho, eu ali".

E é uma duríssima luta, na qual essas mulheres persistem porque encontram, na experiência da análise, um espaço seguro para ter voz, um território de linguagem no qual elas constroem possibilidades de tecer, elas mesmas, suas redes de cuidado e afeto, um território possível no qual elas podem transitar, caminhar, seguir em frente, em direção à um lugar que possa ser o seu.

"Depois que a advogada que trabalha contigo me ligou, apesar de tudo fiquei alegre. Até consegui dormir como um bebê. Acho que me deu um alívio, pensar que você existia, que aquela advogada existia. Eu não estou mais sozinha".

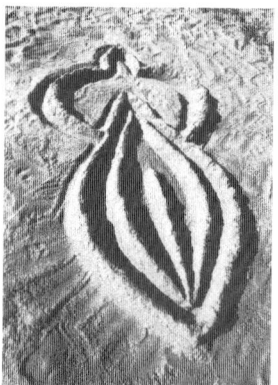

Ana Mandieta - Mujeres de Arena

"EU NÃO VOU FICAR IMOBILIZADA."

"EU NÃO VOU FICAR IMOBILIZADA."

"EU NÃO VOU FICAR IMOBILIZADA."

"EU NÃO VOU FICAR IMOBILIZADA."

"EU NÃO VOU FICAR IMOBILIZADA."

"EU NÃO VOU FICAR IMOBILIZADA."

"EU NÃO VOU FICAR IMOBILIZADA."

"EU NÃO VOU FICAR IMOBILIZADA."

Terra-corpo na arte de Ana Mandieta

As imagens a seguir são obras da artista e performer cubana Ana Mendieta, que buscou, em sua arte, explorar temas sobre o feminino, violência e o corpo da mulher. Refugiada nos Estados Unidos, quando ainda criança, devido a uma operação organizada pela Igreja Católica que visava "salvar" as crianças do comunismo, Ana então se vê "arrancada de sua terra materna", como ela mesma diz. Suas obras demonstram grande caráter autobiográfico, ao que ela refere.

"Através das minhas esculturas de terra-corpo, eu me torno uma com a terra... Eu me torno uma extensão da natureza e a natureza se torna uma extensão do meu corpo, [...] uma força feminina onipresente, a imagem posterior se engloba dentro do útero, é uma manifestação da minha sede de viver"

Porém, a sede de viver de Ana foi precocemente interrompida em 1985, aos 37 anos, quando caiu de seu apartamento no 34º andar, onde morava com o companheiro, o que culminou na sua morte. Vizinhos afirmam ter escutado uma briga entre o casal logo antes do incidente, bem como a voz de Ana gritando por ajuda. Apesar de ser o principal suspeito na investigação, seu companheiro – o também artista Carl Andre –, um homem branco de classe privilegiada e afluente, acabou sendo inocentado e a morte de Mendieta foi dada como suicídio. Sua arte, carregada de tanta potência feminista, não foi o suficiente para salvá-la do feminicídio. Nosso trabalho no Projeto Gradiva visa intervir nessa sociedade misógina que constantemente arranca mulheres de suas terras, de seus corpos, de suas vidas.

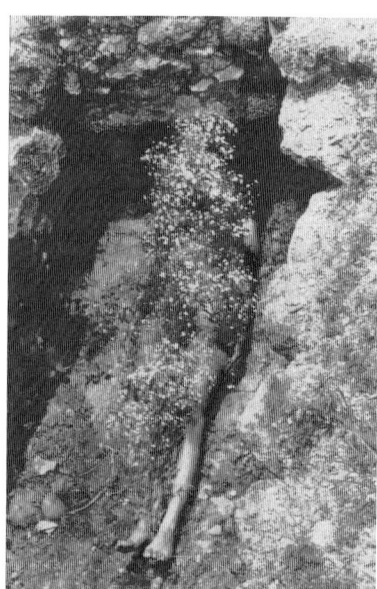
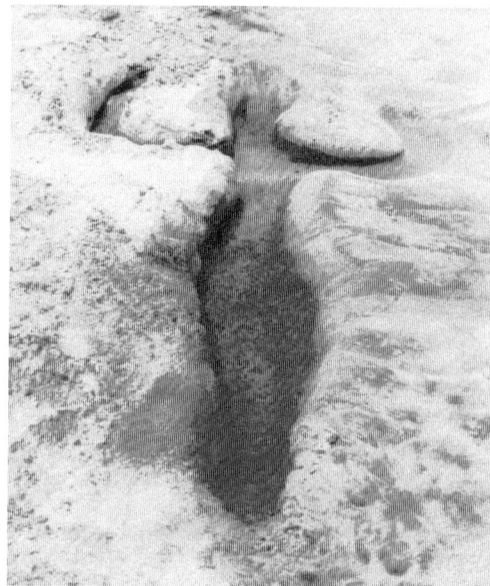

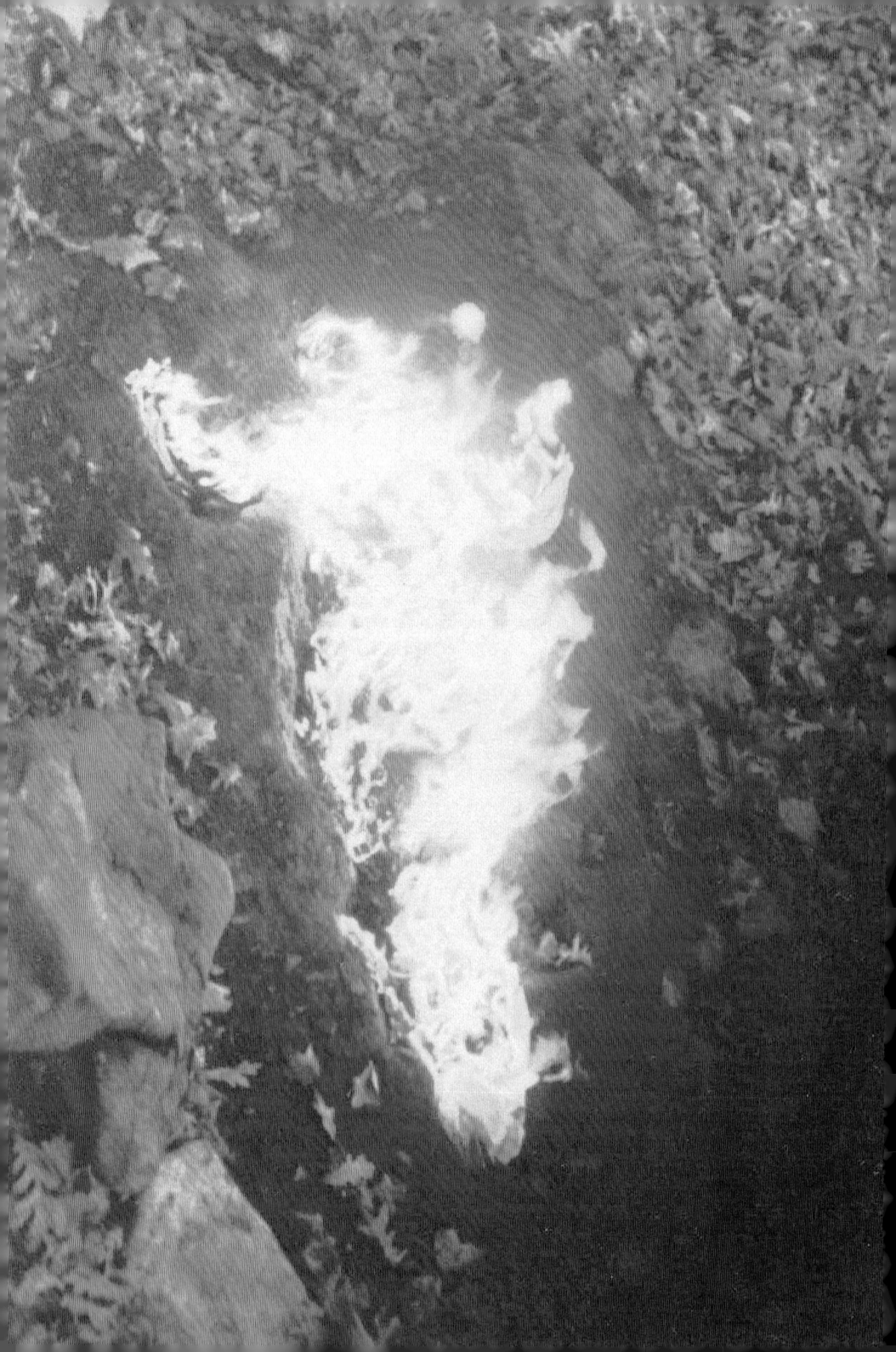

REFERÊNCIAS

ANUÁRIO BRASILEIRO DE SEGURANÇA PÚBLICA. (2021). Violência doméstica e sexual. Recuperado de: https://forumseguranca.org.br/wp-content/uploads/2021/07/anuario-2021-completo-v6-bx.pdf

DINIZ, D.; GEBARA, I. (2022). Esperança Feminista. Rio de Janeiro: Rosa dos Tempos.

CAMARGO, M. Subversões do feminino. Carta de São Paulo, São Paulo, v. 28, n. 1, p. 195-201, abril de 2021.

CIXOUS, H. (1975) O riso da Medusa. Rio de Janeiro: Bazar do Tempo, 2022, 109 p.

SEI, C. C.; PEREIRA, M. R. Uma psicanalista no teu caminho... quando Eros rompe o silêncio. Correio da APPOA, n. 303, out. 2020. Disponível em: https://appoa.org.br/correio/edicao/303/uma_psicanalista_no_teu_caminho_quando_eros_rompe_o_silencio/890. Acesso em: 04 de agosto de 2021

ROCHA, Lilian. (2018) Nossos olhos in Menina de Tranças. Editora Taverna
https://www.facebook.com/watch/?v=228415828341453

FREITAS, Angélica. Um útero é do tamanho de um punho. São Paulo: Cosac Naify, 2012, p. 15.

LEÃO, Ryane. Onde jazz meu coração.
https://www.instagram.com/p/CRnGXktpzUm/?hl=en

DANTO, E. A. (2005). As clínicas públicas de Freud: psicanálise e justiça social, 1918-1938. São Paulo: Editora Perspectiva.

FREUD, Sigmund. (1919[1918]). Linhas de progresso na terapia psicanalítica. Edição Standard Brasileira das Obras Psicológicas Completas de Sigmund Freud. Rio de Janeiro: Imago, 1996.

FREUD, Sigmund. (1917). Conferências Introdutórias de Psicanálise - XVIII. Edição Standard Brasileira das Obras Psicológicas Completas de Sigmund Freud. Vol. Rio de Janeiro, Imago, 1976.

"Não me mataram tão bem assim."